救急隊員のための
聴診技術

リアルな聴診音で
コロトコフ音・呼吸音（肺音）・
心音・腹部（腸雑音）を学習

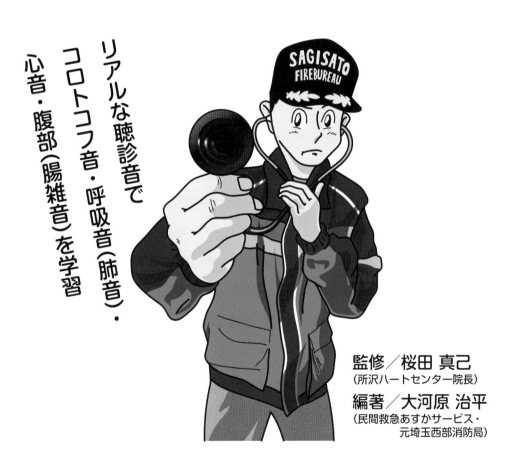

監修／桜田 真己
（所沢ハートセンター院長）

編著／大河原 治平
（民間救急あすかサービス・
元埼玉西部消防局）

東京法令出版

はじめに

　「救急隊員の行う応急処置等の基準」の改正（平成３年）によって救急隊員に聴診器の使用が認められ、以来、救急現場での心音、呼吸音等の観察や血圧測定に聴診器が使用されることとなりました。しかし、救急隊員向けの参考図書も少なく、聴診器があまり活用されていないように思います。そこで、救急隊員をはじめとするメディカルスタッフなど、初めて聴診器を手にする方を対象として、本書『救急隊員のための聴診技術』を作成しました。

　聴診器を使用して生体から発生する音を聴き取り、聴き分けることで、観察の幅が広がるとともに、判断の正確性が確実に向上します。

　救急隊員をはじめとするメディカルスタッフの皆様に本書をご活用いただき、救急現場、そして医療の現場で、これまで以上に聴診器が活用されることを期待しています。

　令和３年12月

民間救急あすかサービス・元埼玉西部消防局

大河原　治平

目 次

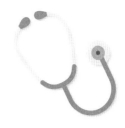

【本書の使い方】

・目次中、マークのある項目では二次元
コードで実際の聴診音を聴くことができ、
解説を読みながら音を聴く学習が可能です。

・音を聴くときは、イヤホンやヘッドホンを
装着してください。

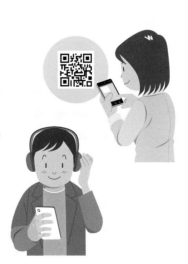

本書に収録されている音源一覧 〔 〕は収録音源数です。

4 聴診法による血圧測定

コロトコフ音 （本文p.13参照）・・・・・・

 〔8〕

> 注1：全ての音は電子聴診器により録音した聴診音です。
> そのため録音上生じた雑音等が聴こえることがあります。
> 注2：本書に収録されている聴診音は、ご購入いただいた方のみご使用いただけます。また、収録されている聴診音のコピー・配信は著作権法で禁止されています。

5 呼吸音（肺音）の聴診

正常呼吸音 （本文p.19参照）

気管(呼吸)音〔10〕　　　気管支(呼吸)音〔10〕　　　肺胞(呼吸)音〔10〕

タン絡みの喘息呼吸音 （本文p.20参照）

断続性ラ音 （本文p.22参照）

実録1　　　　　　実録2　　　　　　実録3　　　　　　実録4

連続性ラ音 （本文p.23参照）

実録1　　　　　　実録2　　　　　　実録3

6 心音の聴診

正常心音 （本文p.28参照）

実録1〔10〕　　　実録2〔10〕　　　実録3〔10〕　　　実録4〔10〕

僧帽弁閉鎖不全 （本文p.32参照）

実録1　　　　　　実録2　　　　　　実録3

僧帽弁狭窄症（本文p.32参照）

心不全（本文p.33参照）

大動脈弁狭窄症（本文p.33参照）

実録1　　　　　　　　実録2　　　　　　　　実録3

大動脈弁置換（本文p.34参照）

実録1　　　　実録2　　　　実録3　　　　実録4　　　　実録5

大動脈弁閉鎖不全（本文p.35参照）

実録1　　　　実録2　　　　実録3　　　　実録4　　　　実録5

心室中隔欠損症（本文p.36参照）

実録1　　　　　　　　実録2

三尖弁閉鎖不全（本文p.36参照）

閉塞性肥大型心筋症（本文p.36参照）

7 腹部（腸雑音）の聴診

正常腸雑音（本文p.40参照）

〔20〕

8 その他の聴診

シャント音（本文p.42参照）

実録1　　　　　　実録2　　　　　　実録3

【全部で131音源収録】

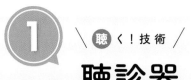

聴診器

\ 聴く！技術 /

聴診器は、人の心（臓）音、呼吸音、腸雑音などを聴く診察用具で、1819年にフランスの医師ラエネックにより発明されました。

日本の救急隊員に使用が認められたのは1991（平成３）年です。

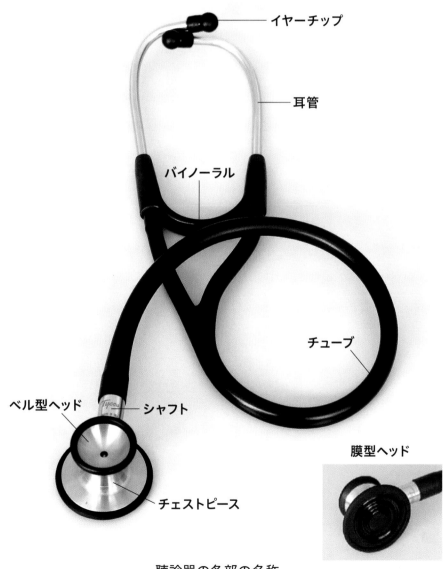

イヤーチップ

耳管

バイノーラル

チューブ

ベル型ヘッド　　シャフト

チェストピース

膜型ヘッド

聴診器の各部の名称

❷ どんな聴診器を買えばいいのか

\ 聴 く！技 術 /

聴診入門の第一は、My聴診器の購入です。以下を参考に、また、指導者などにアドバイスを求めて決めましょう。

⑴ チェストピースの種類

ダブルヘッド型とシングルヘッド型があります。

ダブルヘッド型は、片面が膜型、反対側がベル型になっていて、チェストピースに取り付けられているシャフト部分を回転させることによって、使用するヘッドを選びます。高音領域のコロトコフ音、呼吸音、腸雑音を聴診するときは膜型を、低音領域の心音を聴診するときはベル型を使用します（心音の聴診に膜型を使用することもあります。）。

シングルヘッド型は、膜型だけを備え、ダブルヘッド型と比較してシンプルな構造です。前述のように、膜型は高音領域の聴診に適していますが、低音が全く聴診できないということではありません。また、シングルヘッド型でも、低音から高音領域まで聴診できるタイプもあります。

ダブルヘッド型は十分な機能が、シングルヘッド型はシンプルかつ軽量がメリットです。自分の聴診の現場を考えて選びましょう。

⑵ 耳管とイヤーチップ

耳管の角度は調整可能です。また、イヤーチップは、ソフトタイプとハードタイプがあり、聴診器を購入すると両方付属しているものが多いので、自分の好みで、耳に良くフィットする方を選んでください。

⑶ チューブ部

太くて短いほど、外部の音の影響が少なく性能が良いといわれています。基本的に、性能が良いほど高価になります。

⑷ 価　格

10,000円〜30,000円程度のものをお勧めします。

❸ ＼ 聴く！技術 ／

聴診器の基本操作

⑴ イヤーチップの向き

　次の写真のように、自分から見てイヤーチップ部を向こう側に出した形にして、イヤーチップを耳に入れます。自分の耳孔にフィットするように角度を微調整してください。

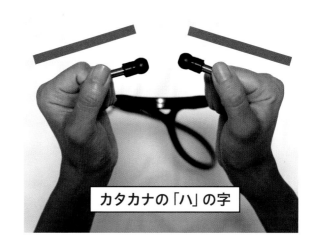

カタカナの「ハ」の字

⑵ チェストピースの種類

タイプ

シングルヘッド型：膜型のみ備えています。

ダブルヘッド型：膜型とベル型を備え、チェストピースのシャフト部分を回転させて切り替えます。

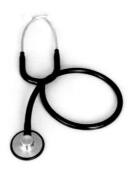 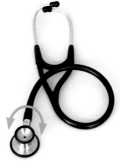

シングルヘッド型　　　　　ダブルヘッド型

集音部

膜型：高音域（コロトコフ音、呼吸音、腸雑音）の聴診に適しています。

ベル型：低音域（心音）の聴診に適しています。

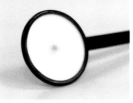 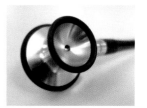

膜型　　　　　　　　　ベル型

⑶ 聴診の手順

① 聴診することを傷病者に伝え、了承を得ます（例：「胸の音を聴かせてください。」）。

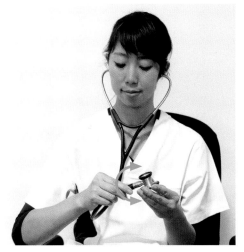
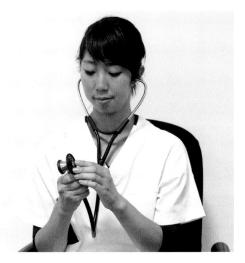

② 膜型とベル型の切り替えを確認します。

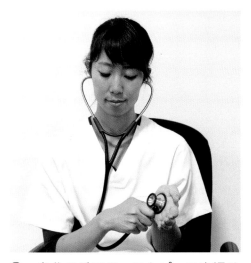
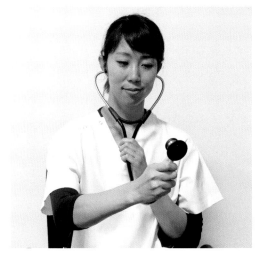

③ 自分の手でチェストピースを温めます。

④ 体表に当てて聴診します。

　チェストピースの持ち方に決まりはありません。膜型は、しっかりと皮膚に押し当てます。ベル型は、軽く皮膚に押し当てます。最もよく聴こえる押し当て方、自分のやりやすい方法を探ってみてください。

　心音、呼吸音の聴診は座位又は臥位で、腹部（腸雑音）の聴診は臥位で行います。

⑷ 聴診器の持ち方・当て方（例）

座位での胸部の聴診

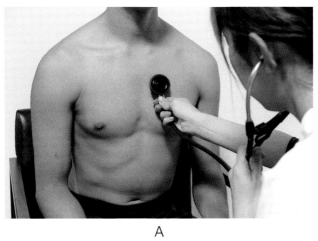

A

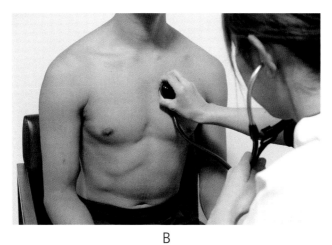

B

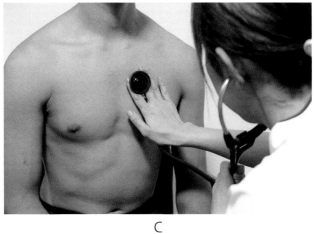

C

座位での背部の聴診

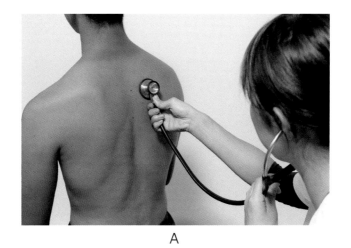

A

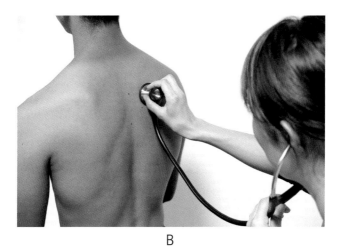

B

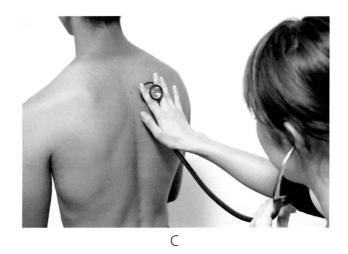

C

6

臥位での胸部の聴診

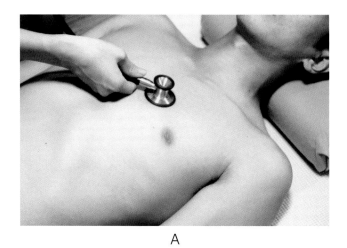

A

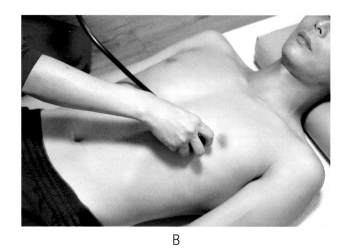

B

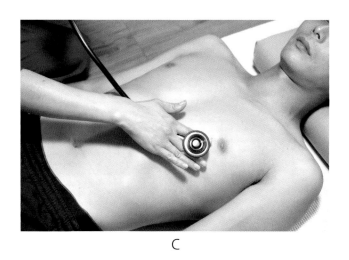

C

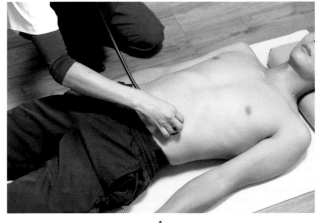

A

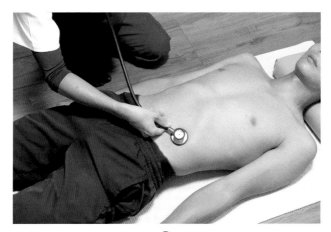

B

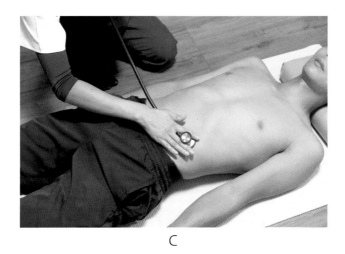

C

座位での頸部の聴診

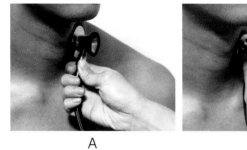
A

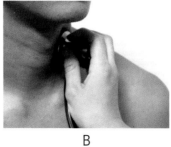
B

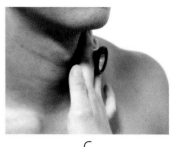
C

(5) 携行方法

次の写真は、代表的な携行方法です。

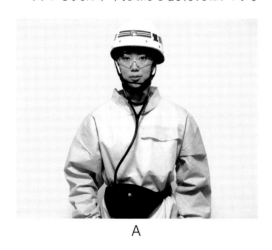
A

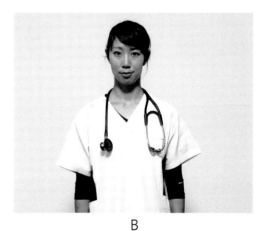
B

\ 聴く！技術 /

④ 聴診法による血圧測定

（マンシェットを用いた間接測定法）

（1）聴診法による血圧測定の目的

　聴診法による血圧測定は、1905年にロシアの医師ニコライ・コロトコフによって発見されたもので、「上腕に巻いたカフの下部の上腕動脈に聴診器を当ててカフの圧力を緩めていくと、はじめに叩打音が聴こえ、次いで収縮期雑音、最後にくすんだような音がして、消失する」と報告されています。この音を、コロトコフ音といいます。

　コロトコフ音の発生理論については定説がなく、「カフを緩めると、カフで圧迫されていた血管に血液が流れ込み、突然の圧の変化で血流に乱流を生じる。この過程でエネルギーは音に変換される」という乱流説が最も有力とされています。

アネロイド式血圧計vs自動血圧計

　今日、血圧測定は専ら自動血圧計で行われていると思います。救急現場でさえ自動血圧計が用いられることが多く、アネロイド式血圧計による血圧測定は廃れつつあると思いますが、救急現場では（救急隊員は）次の理由により、アネロイド式血圧計を使用することを推奨します。

「傷病者の観察は五感を駆使」

　日常的にパルスオキシメーターで脈拍（数）を観察し、自動血圧計で血圧を測定していたのでは、観察能力は向上しません。自分で傷病者の動脈拍動を触れてカウントし、アネロイド式血圧計を用いて血圧測定をすることで、観察能力は維持され向上します。

　また、傷病者に接触した時点での初期バイタルサインを確実に観察するためにも、軽量で電源を必要としないアネロイド式血圧計は有用です。初期バイタルサイン（観察結果）をベースラインとして、それが、以降どのように変化するのかという視点で継続的に観察することによって、病態判断の正確性が高まります。

　さらに、ショックが疑われる傷病者の血圧測定は特に重要ですが、このような状況で自動血圧計を用いると「測定不能」となることが多く、「再測定（測定ボタンを押す）」を繰り返し、貴重な時間を浪費することがあります。アネロイド式血圧計を用いて自分で測定すれば、結果は迅速に得られます。

　ただし、重症傷病者を直ちに車内収容し、応急処置や全身観察と併行して自動血圧計を用いる場合のように、救急隊員による観察を補完する目的で自動血圧計を用いることはむしろ推奨します。

⑵ アネロイド式血圧計

救急現場での血圧測定には、アネロイド式血圧計が適しています。

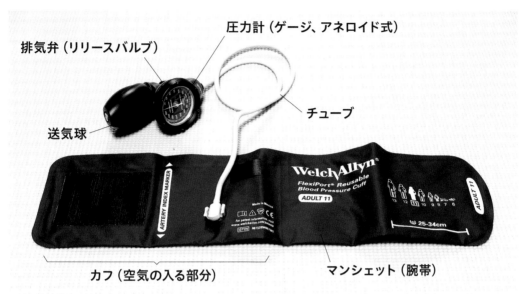

アネロイド式血圧計の各部の名称

⑶ マンシェット

マンシェットの選択

　マンシェットは、上腕長の2/3程度の幅（成人で12～14cm）のものを使用します。年齢に応じていくつかのサイズがあります。

　成人用のマンシェットを小児に使用すると測定値は低くなり、小児用のマンシェットを成人に使用すると測定値は高くなります。正確に血圧を測定するために、測定部位（多くは上腕）の太さに合ったマンシェットを使用します。

マンシェットの装着

　マンシェット内の空気を完全に抜き、マンシェットの中央付近を上腕動脈の上に被せるように合わせて上腕に巻きます。マンシェットの下端は肘窩の上側2～3cmの位置にして、指が1本入る程度に巻きます。

　意識障害などで傷病者の協力が得られないときは、傷病者の手部を自分の腋窩に挟んで保持し、マンシェットを巻きます。

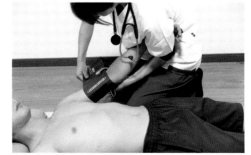

⑷ コロトコフ音の聴診 (膜型を用いる)

① マンシェットの下端の上腕動脈の上に聴診器を当て、送気球を握ってマンシェットに空気を入れます。

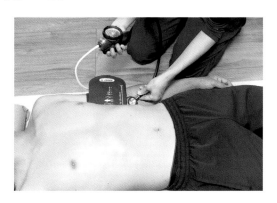

② ある程度送気すると上腕動脈の拍動音が聴取できます。更に送気し、上腕動脈の拍動音が聴取できなくなって（推定収縮期血圧）から30mmHg程度上の圧力になるまで速やかに送気します。

③ 次いで、1秒ごとに2〜3mmHg程度減圧するように排気弁を緩めます。

④ コロトコフ音の聴診：コロトコフ音が聴こえ始めたところがスワンの第1点で第1相の始まりであり、コロトコフ音は次第に強くなります。

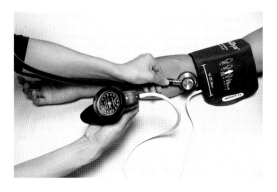

⬇

　次いで、「ザッ、ザッ・・・」という雑音（ランブル）が聴こえ始めるところがスワンの第2点で第2相の始まりであり、ランブルが聴こえている間が第2相です。

⬇

　ランブルが聴こえなくなったところがスワンの第3点で第3相の始まりです。第3相のコロトコフ音ははっきりした音（トン、トン・・・）となり、

⬇

　これが急に小さくなるところがスワンの第4点で第4相の始まりです。

⬇

　徐々に小さくなるコロトコフ音が完全に消失したところがスワンの第5点で、拡張期血圧です。

⑤ 圧力計のメモリは偶数（0、2、4・・・）で読む決まりです。中間の場合は低い方の偶数で読みます。血圧は「126/78」のように記録します。なお、減圧して圧力が0になるまでコロトコフ音が聴こえることがありますが、このときはスワンの第4点を拡張期血圧とし、「126/（78）」のように拡張期血圧に括弧を付けて記録します。

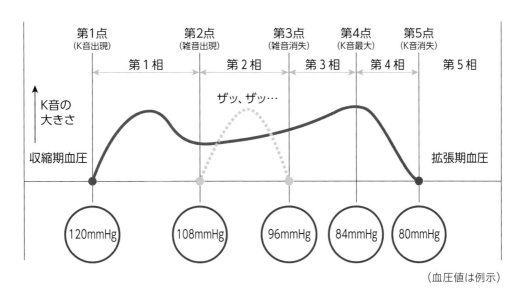

図4-1 血圧測定時のコロトコフ（K）音の変化

コロトコフ音（実録）))

図4-1「血圧測定時のコロトコフ（K）音の変化」を参考にしつつ、コロトコフ音を聴いてください。第1相から第4相までのコロトコフ音の変化を聴き分けられるようにしましょう。

【ここでは8音源が収録されています。】

⑸ 触診法による血圧測定

　触診法は、騒音下や血圧低下によってコロトコフ音が聴取し難い状況での血圧測定に適しています。

　測定方法は、まず、マンシェットの下端の上腕動脈や橈骨動脈の拍動を触れながら、送気球を握ってマンシェットに空気を入れ、上腕動脈や橈骨動脈の脈が触れなくなってから更に30mmHg程度上の圧力になるまで速やかに送気します。次いで、マンシェットの圧力を1秒ごとに2〜3mmHg程度減圧するように排気弁を緩めながら、上腕動脈や橈骨動脈の拍動を観察します。脈拍が触れ始めた時点の圧力が収縮期血圧です。なお、触診法では拡張期血圧は測定できません。

　時と場合に応じて聴診法と触診法を適宜使い分け、自分で血圧を測定しましょう。

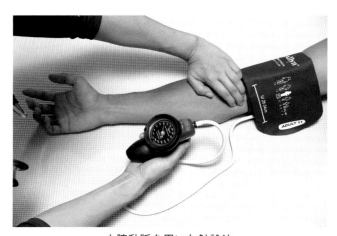

上腕動脈を用いた触診法

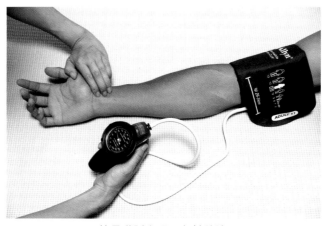

橈骨動脈を用いた触診法

⑥ 血圧の評価

　一般に、収縮期血圧140mmHg以上又は拡張期血圧90mmHg以上を高血圧といいます。詳細は、表4-1を参照してください。

表4-1　成人における血圧値の分類

分類	診察室血圧 （mmHg）			家庭血圧 （mmHg）		
	収縮期血圧		拡張期血圧	収縮期血圧		拡張期血圧
正常血圧	＜120	かつ	＜80	＜115	かつ	＜75
正常高値血圧	120-129	かつ	＜80	115-124	かつ	＜75
高値血圧	130-139	かつ／または	80-89	125-134	かつ／または	75-84
Ⅰ度高血圧	140-159	かつ／または	90-99	135-144	かつ／または	85-89
Ⅱ度高血圧	160-179	かつ／または	100-109	145-159	かつ／または	90-99
Ⅲ度高血圧	≧180	かつ／または	≧110	≧160	かつ／または	≧100
(孤立性)収縮期高血圧	≧140	かつ	＜90	≧135	かつ	＜85

（日本高血圧学会：高血圧治療ガイドライン2019.p.18）

\ 聴 く！技 術 /

5 呼吸音（肺音）の聴診

⑴ 救急現場で呼吸音（肺音）を聴診する意義

　人工呼吸を実施するときには、胸腹部の動きを観察することに加えて呼吸音を聴診することで、換気状態の評価の正確性が高まります。

　呼吸困難を訴え呼吸不全が疑われる傷病者では、呼吸音を聴診することで、低換気性呼吸不全（困難）か、低酸素性呼吸不全（困難）かを判断することができます。

　低換気性呼吸不全（困難）は、肺胞有効換気量の不足によって、低酸素血症、高炭酸ガス血症に陥っている状態ですので、聴診することにより呼吸音の減弱や消失、連続性ラ音などが観察されると思われます。このような状況では、まず換気量を増やす（補う）ことを中心に考えます。

　低酸素性呼吸不全（困難）は、肺胞レベルの水分が過剰となり肺胞から毛細血管への酸素の拡散が妨げられている状態です。よって、断続性ラ音が聴診されると思われます。このような状況では、酸素投与により吸入気の酸素濃度を高めることが重要で、フェイスマスク、リザーバー付き酸素マスクなどを活用します。酸素投与によりSpO_2値が急速に改善すると思われます。

　以上のように、呼吸音を聴診することで呼吸状態の評価はより正確になりますので、積極的に聴診してください。

⑵ 呼吸器系

　呼吸は、体内に酸素を取り込み二酸化炭素を体外に排出するための運動です。呼吸運動によって吸い込まれた空気は、鼻腔・口腔、咽頭、喉頭、気管、気管支を通って肺に到達し、肺胞で酸素を血液（赤血球・ヘモグロビン）に渡し、血液から二酸化炭素を引き取った後、呼気として、吸気と逆の経路を通って鼻又は口から大気中に放出されます。この空気の通り道を気道といい、鼻腔から喉頭までを上気道、それよりも下側を下気道といいます。

　このように、呼吸器系では恒常的に空気の移動が行われており、空気の移動に伴って常に様々な音が発生しています。これらの音を聴診器によって聴くことができ、呼吸（肺や気道）の状態を判断するための重要な情報が得られます。

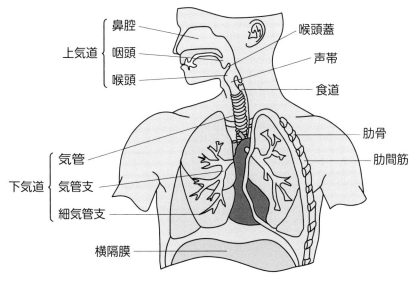

図5-1　呼吸器の構造

⑶ 肺音の種類

　呼吸に伴って発生する音を肺音といい、肺音は、呼吸音と副雑音に分類されます。健康かつ正常な状態で聴こえる呼吸音を正常呼吸音といい、それ以外の呼吸音を呼吸音の異常（異常呼吸音）といいます。また、病的状態でのみ聴こえる音を副雑音といいます。

　なお、呼吸音の異常と副雑音が肺音の異常となります（図5-2参照）。

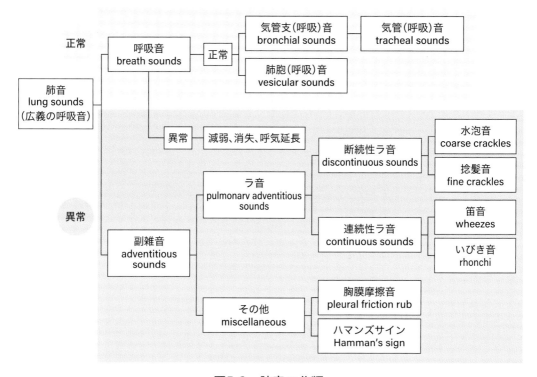

図5-2　肺音の分類

⑷ 肺音聴診部位と正常呼吸音

　肺音の聴診部位を図5-3に示します。肺音の聴診は、左右差も確認しつつ行います。

　なお、図5-3 ⓐ～ⓞで聴こえる正常呼吸音を収録してありますので、呼吸運動をイメージしつつ聴いてください。

　また、救急現場で肺音を聴診する場合は、気管（呼吸）音はⓐで、気管支（呼吸）音はⓑ、ⓒで、肺胞（呼吸）音はⓓ、ⓔで確認することが多いです。

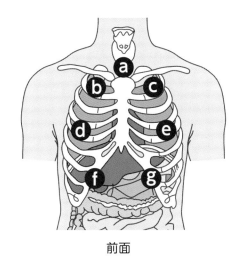
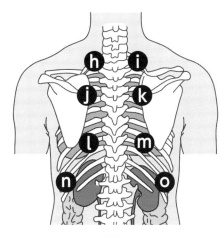

前面　　　　　　　　　　　　　　　　　　　後面

図5-3　肺音聴診部位

正常呼吸音（実録）》)

気管（呼吸）音	気管支（呼吸）音	肺胞（呼吸）音
ⓐ	ⓑ,ⓒ,ⓗ,ⓘ,ⓙ,ⓚ	ⓑ,ⓒ,ⓓ,ⓔ,ⓕ ⓖ,ⓛ,ⓜ,ⓝ,ⓞ

吸気と呼気の両方が聴こえます。吸気と呼気の間に休止期があります。

吸気と呼気の両方が聴こえます。吸気と呼気の間に休止期があります。

吸気全体と呼気の始まりの部分でのみ聴こえます。

【ここでは各10音源が収録されています。】

⑸ 呼吸音の異常

呼吸音の異常には、呼吸音が弱くなる「減弱」、呼吸音が聴こえなくなる「消失」、呼気時間が長くなる「呼気の延長」があります。

ここでは、タン絡みの喘鳴呼吸音を紹介しますので、聴いてください。

①減弱又は消失

考えられる疾患 ▶左右差があるとき：気胸、血胸〈換気量の差及び胸壁への音の伝達障害〉

左右差がないとき：無気肺、呼吸停止〈換気量の低下〉

②呼気の延長

考えられる疾患 ▶気管支喘息発作、慢性閉塞性肺疾患（COPD）

タン絡みの喘息呼吸音（実録）))

 呼気時に呼気性喘鳴（wheezing；ウィージング）が聴取されます。

⑹ 副雑音

　副雑音は、ラ音とその他に大別され、さらにラ音は、断続性ラ音と連続性ラ音に小別されます。

　断続性ラ音と連続性ラ音を収録してありますので、聴いてください。

①ラ音
【断続性ラ音】
　　水泡音：**プツプツ・・・**　　気道内分泌物の多い部位を空気が通過するときの音です。吸気の初期から聴こえ、呼気に聴こえることもあります。

　　捻髪音：**パリパリ（バリバリ）・・・**　　閉塞した小気道が急激に開く音です。吸気の後半に聴こえます。

　　考えられる疾患　▶肺水腫、慢性気管支炎、気管支拡張症、肺炎、肺線維症、膠原病肺など

断続性ラ音（実録）))

実録1
断続性ラ音です。吸気と呼気を聴き分けてください。呼気時に水泡音（coarse crackles；コースクラックル）が聴こえます。低酸素性呼吸不全が疑われます。
疾病情報：80歳代男性、胸水貯留

実録2
断続性ラ音です。吸気と呼気を聴き分けてください。吸気時に水泡音（coarse crackles；コースクラックル）が聴こえます。低酸素性呼吸不全が疑われます。
疾病情報：80歳代男性、心不全

実録3
断続性ラ音です。吸気と呼気を聴き分けてください。吸気時に水泡音（coarse crackles；コースクラックル）が聴こえます。低酸素性呼吸不全が疑われます。
疾病情報：70歳代男性、詳細不明

実録4
断続性ラ音です。吸気と呼気を聴き分けてください。吸気時に水泡音（coarse crackles；コースクラックル）が聴こえます。低酸素性呼吸不全が疑われます。心音も聴こえています。
疾病情報：70歳代男性、心不全

【連続性ラ音】

　笛音：ヒュー（ピー）・・・　気管支の狭いところを空気が通過する音です。呼気終末に多く聴こえます。

　いびき音：グー・・・　気管支の狭い（笛音より太い）ところを空気が通過する音です。呼気終末に多く聴こえます。

　考えられる疾患　▶気管支喘息発作、慢性閉塞性肺疾患の急性増悪など

連続性ラ音（実録）))

実録1

連続性ラ音です。吸気と呼気を聴き分けてください。呼気は延長しており、いびき音（rhonchi；ロンカイ）が聴こえます。低換気性呼吸不全が疑われます。
疾病情報：70歳代女性、肺気腫、呼吸不全

実録2

連続性ラ音です。吸気と呼気を聴き分けてください。呼気は明らかに延長しており笛音（wheezes；ウィーズ）が聴こえます。低換気性呼吸不全が疑われます。
疾病情報：70歳代男性、詳細不明

実録3

連続性ラ音です。吸気と呼気を聴き分けてください。呼気時にいびき音（rhonchi；ロンカイ）が聴こえます。低換気性呼吸不全が疑われます。
疾病情報：80歳代男性、詳細不明

②その他

　胸膜摩擦音：ギューギュー・・・　胸膜のこすれる音です。吸気、呼気ともに聴こえます。

　考えられる疾患　▶胸膜炎

　ハマンズサイン：カリッカリッ・・・　心収縮中期（Ⅰ音とⅡ音の間）に吸気相で聴こえます。

　考えられる疾患　▶特発性縦隔気腫

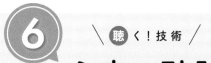

6 　＼聴く！技術／　心音の聴診

(1) 救急現場で心音を聴診する意義

　観察によって傷病者の状態（病態）を判断し、傷病者に必要な医療を判断して、それを実施できる医療機関へ傷病者を搬送するのが基本的な救急活動です。

　救急現場で心音を聴診する最大のメリットは、心雑音の有無の確認です。例えば、ショック状態の傷病者から心雑音が聴こえれば、僧帽弁閉鎖不全や大動脈弁狭窄症などが疑われます。心雑音がなければ、心臓弁膜症や心室中隔穿孔などは否定的となり、更にショックの原因を検索することとなります。

　このように、心音を聴診して心雑音の有無を観察することで、現場判断の正確性は確実に向上します。(4)と(7)に正常心音、心雑音を収録してありますので、繰り返し聴いてトレーニングしつつ、現場でも積極的に聴診してください。

　収縮期雑音、拡張期雑音、連続性雑音などを明確に聴き分けられなくとも、心雑音の有無が判断できれば十分有意義だと思います。加えて、僧帽弁閉鎖不全や心室中隔穿孔などは外傷により生じることもありますので、観察を怠らないでください。

⑵ 心　臓

　心臓は、成人では自分の握りこぶしくらいの大きさで、胸のほぼ中央に位置しています。心臓は、右心房、右心室、左心房、左心室の４つの部屋で構成されています。血液の流れは、右心房、右心室、肺、左心房、左心室、全身、心臓（に戻る）の順となります。心臓の主体は筋肉（心筋）であり、収縮と弛緩を繰り返しています。心筋の収縮によって生み出される圧力を、一方向の血液の流れに整えるための重要な機構が弁です。右心房と右心室の間には三尖弁があり、右心室の出口には肺動脈弁があります。肺から戻る血液は左心房に入りますが、左心房と左心室の間には僧帽弁があります。左心室の出口には大動脈弁があり、大動脈につながっています。図6-1を参照してください。

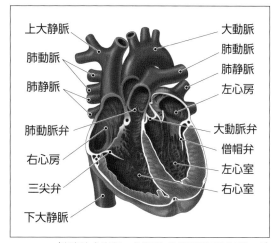

（東京法令出版：心電図 SUPPORT BOOK.p.2）

図6-1　心臓の解剖図

　心筋の収縮による弁の作用と血液の流れを左心室を例に説明します。まず、心筋の収縮によって左心室の容積は減少し、内圧が高まりはじめ僧帽弁が閉鎖します。このとき、僧帽弁と大動脈弁は閉鎖しており、左心室は密閉状態となります。次いで、引き続き心筋が収縮するために左心室の内圧は更に高まり、大動脈内圧を超えた時点で大動脈弁が開放し、血液が左心室から大動脈へ流れます。心筋収縮の終末では、左心室の内圧は下がりはじめ、大動脈圧の方が高くなった時点で大動脈弁が閉鎖し、左心室は弛緩（拡張）しはじめます。次いで、左心房から心筋の収縮が始まり、僧帽弁が開放して左心房から左心室へ血液が流れます。心筋は、このように収縮と弛緩を繰り返して血液を送り続けます。僧帽弁が閉鎖するときの音が心音のⅠ音の主要素であり、大動脈弁が閉鎖するときの音が心音のⅡ音の主要素です。心臓の１回の拍動を心周期といい、心周期の血圧、心電図、弁の開放と閉鎖等を表したのが図6-2です。

　「等容性収縮期（容量が変化しない）」「駆出期」「等容性弛緩期（容量が変化しない）」「流入期」の順に、僧帽弁と大動脈弁の開閉に着目してみると理解しやすいと思います。

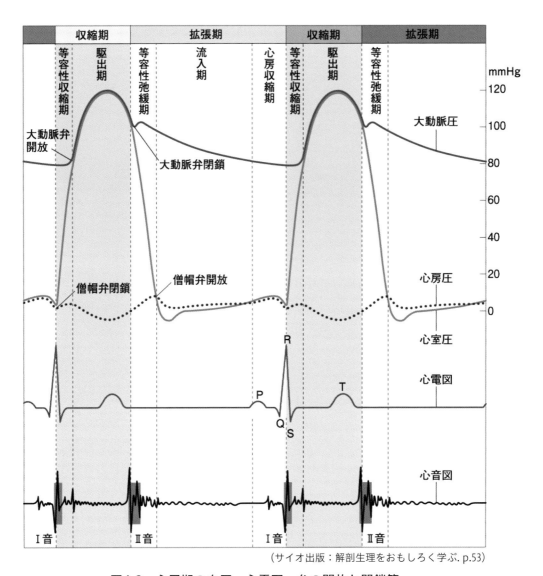

（サイオ出版：解剖生理をおもしろく学ぶ. p.53）

図6-2　心周期の血圧、心電図、弁の開放と閉鎖等

⑶ 心音（正常心音と過剰心音）

　心音とは、心臓の収縮に伴って心臓で発生する音の総称です。心音の主成分を構成するのが、三尖弁、肺動脈弁、僧帽弁、大動脈弁が閉鎖するときに発生する音です。さらに、弁が開放するときに発生する音、血液の流入に伴って発生する音なども心音です。通常「ドッド、ドッド、・・・」のように聴こえ、「ドッ」がⅠ音、「ド」がⅡ音です。心音は、正常心音と過剰心音に分類され、名称及び音の由来は表6-1のとおりです。

　なお、Ⅰ音とⅡ音に加えてⅢ音やⅣ音が聴かれる状況では、心音が馬の走る音のように聴こえるので、奔馬調律（gallop rhythm；ギャロップリズム）といわれます。

表6-1　心音（正常心音と過剰心音）

名　称	由　来	分　類
Ⅰ音	僧帽弁と三尖弁の閉じる音、大動脈弁と肺動脈弁の開く音	正常心音
Ⅱ音	大動脈弁と肺動脈弁の閉じる音	
Ⅲ音	心室に血液が流入するときの音（うっ血性心不全、拡張型心筋症などで聴こえ、健常な若年者で聴こえることもある。）	過剰心音
Ⅳ音	心房が血液を押し出すときに生じる音（うっ血性心不全、肥大型心筋症などで聴こえる。）	

⑷ 心音の聴診部位

　心音（Ⅰ音とⅡ音）は、心臓の弁の開閉（主に閉鎖）で発生する音です。三尖弁、肺動脈弁、僧帽弁、大動脈弁の音を聴診するのにそれぞれ適した部位があります。

　図6-3〜図6-5を参考に聴診してください。

・大動脈弁領域の聴診：第2肋間胸骨右縁 ｝ 心基部
・肺動脈弁領域の聴診：第2肋間胸骨左縁
・僧帽弁領域の聴診：第5肋間左鎖骨中線 ｝ 心尖部
・三尖弁領域の聴診：第4肋間胸骨左縁

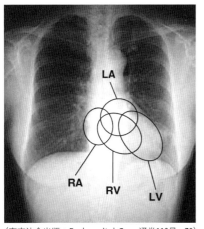

（東京法令出版：Prehospital Care.通巻112号p.79）

図6-3　胸部レントゲン写真と房室の位置

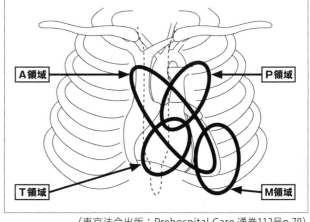

（東京法令出版：Prehospital Care.通巻112号p.79）

図6-4　前胸部からみた肋骨と心臓の位置関係と聴診領域

A（aortic valve；大動脈弁）領域
P（pulmonary valve；肺動脈弁）領域
M（mitral valve；僧帽弁）領域
T（tricuspid valve；三尖弁）領域

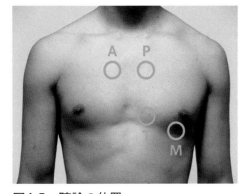

図6-5　聴診の位置

正常心音（実録）))

実録1　大動脈弁領域（第2肋間胸骨右縁）で聴診したものです。

実録2　肺動脈弁領域（第2肋間胸骨左縁）で聴診したものです。

実録3　僧帽弁領域（第5肋間左鎖骨中線）で聴診したものです。

実録4　三尖弁領域（第4肋間胸骨左縁）で聴診したものです。

【ここでは各10音源が収録されています。】

⑸ 心音の聴診

① Ⅰ音とⅡ音の識別

　まず、図6-5のM（心尖部）で聴診します。心拍数が70〜80回／分程度であれば、Ⅰ音とⅡ音の間隔がⅡ音とⅠ音の間隔よりも短く、その割合はおおよそ１：２です。よって、Ⅰ音とⅡ音はペアとして認識でき、順番どおり、先行するのがⅠ音で次がⅡ音です。心臓はⅠ音とⅡ音の間に収縮し、Ⅱ音の終わりから次のⅠ音までの間に拡張（弛緩）します。心拍数が早くなると、主に拡張（弛緩）期が短くなります。心拍数が、おおよそ120回／分のとき、Ⅰ音とⅡ音の間隔とⅡ音とⅠ音の間隔が等しくなり、Ⅰ音とⅡ音をペアとして認識できなくなります。

② Ⅰ音の分裂

　Ⅰ音は僧帽弁と三尖弁の閉鎖音、大動脈弁と肺動脈弁の開放音で構成されます。Ⅰ音が２つの成分に聴こえるとき、「Ⅰ音の分裂」と表現します。また、僧帽弁の閉鎖音と三尖弁の閉鎖音が別々に聴こえることもあり、このような場合は病的意義はありません。

　考えられる疾患 ▶大動脈弁狭窄症、大動脈弁二尖症など

③ Ⅱ音の分裂

　Ⅱ音は大動脈弁と肺動脈弁の閉鎖音で構成されます。Ⅱ音が２つの成分に聴こえるとき、「Ⅱ音の分裂」と表現します。　なお、正常でも呼気時にⅡ音の分裂が聴こえることがあります。

　考えられる疾患 ▶完全右脚ブロック、完全左脚ブロック、大動脈弁狭窄症、肺動脈弁狭窄症、動脈管開存症、心房中隔欠損症など

④ Ⅲ音（過剰心音）

　Ⅲ音は、心室に血液が流入するときの音で、拡張期早期に聴こえます。健常な若年者で聴こえることもあります。

　考えられる疾患 ▶うっ血性心不全、拡張型心筋症など

⑤ Ⅳ音（過剰心音）

　Ⅳ音は拡張期終末、すなわちⅠ音の直前で聴こえます。心房収縮によって心室に流入した血液が、心室壁を伸展させることで生じます。

　考えられる疾患 ▶うっ血性心不全、肥大型心筋症など

⑹ 心雑音

心雑音は、弁の異常によって発生する音であり、収縮期雑音、拡張期雑音、連続性雑音に分類されます。心周期と心雑音のイメージを図6-6に示します。

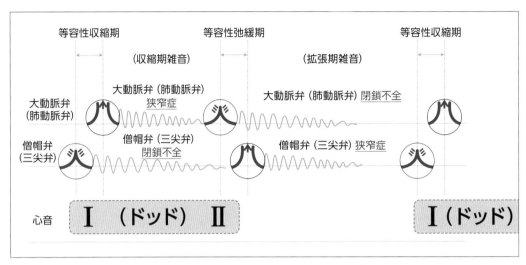

図6-6　心周期と心雑音のイメージ

①収縮期雑音

左心室系では、僧帽弁が閉鎖して大動脈弁が開放し、大動脈に血液が駆出され大動脈弁が閉鎖するまでが収縮期です。僧帽弁閉鎖不全では収縮期に血液が逆流することにより、大動脈弁狭窄では健常時よりも狭くなった大動脈弁の隙間を血液が流れることによって、収縮期雑音が発生します。

右心室系では、三尖弁閉鎖不全と肺動脈弁狭窄によって収縮期雑音が発生します（理由は左心室系と同様です。）。

②拡張期雑音

左心室系では、大動脈弁が閉鎖して僧帽弁が開放し、左心房から左心室に血液が充塡され、僧帽弁が閉鎖するまでが拡張期です。大動脈弁閉鎖不全では拡張期に血液が大動脈から左心室に逆流することにより、僧帽弁狭窄では狭くなった僧帽弁の隙間を血液が流れることによって拡張期雑音が発生します。

右心室系では、肺動脈弁閉鎖不全と三尖弁狭窄によって拡張期雑音が発生します（理由は左心室系と同様です。）。

③連続性雑音

雑音の原因となる異常な血流音が、心周期（収縮期〜拡張期）を通じて聴こえる状態です。すなわち、雑音がⅠ音の後の収縮期及びⅡ音の後の拡張期にも聴こ

える状態です。原因としては、動脈管開存症、冠動脈瘻、バルサルバ洞動脈瘤破裂が考えられます。

　また、大動脈弁の閉鎖不全と狭窄の両方があるとき、収縮期と拡張期の両方で心雑音が聴こえます。このように、収縮期雑音の原因と拡張期雑音の原因の両方が生じているときに連続性雑音が聴こえますが、動脈管開存症などによって生じる連続性雑音とは異なります。

④心膜摩擦音

　心膜炎によって粗となった心膜の摩擦によって生じる音で、収縮期にも拡張期にも聴こえます。こするようなひっかくような音が聴こえ、典型的には蒸気機関車様（locomotive）といわれています。

⑤収縮期クリック

　クリック（click）とは、「カチッ」という音のことで、パソコンのマウスをクリックするときのような音です。僧帽弁が収縮期に左房側へ逸脱するとき（僧帽弁逸脱症）に聴こえます。僧帽弁逸脱症だけでは治療の必要はなく、僧帽弁逆流（閉鎖不全）を伴った場合はカテーテル治療や手術が行われることもあります。

⑥僧帽弁開放音

　僧帽弁狭窄症で聴こえます。Opening snap；OS ともいわれます。僧帽弁が肥厚、狭窄している状態で、僧帽弁が開放するときに伸展することで、拡張早期に「カチッ」という音が聴こえます。

　しかし今日、抗生物質での治療が進歩し僧帽弁狭窄症が激減したことにより、僧帽弁開放音を聴くことは、ほとんどなくなりました。

⑦人工弁クリック

　心臓弁膜症に対して、人工弁（機械弁）置換術が行われている場合、人工弁の閉鎖音と開放音が「カチッ、カチッ」と聴こえます。

　心雑音と関連疾患を表6-2に示します。

表6-2　心雑音と関連疾患

心周期等	疾患
収縮期	大動脈弁狭窄 肺動脈弁狭窄
収縮期	僧帽弁逸脱（クリック）
収縮期	僧帽弁閉鎖不全 三尖弁閉鎖不全
拡張期	大動脈弁閉鎖不全 肺動脈弁閉鎖不全
拡張期	僧帽弁狭窄 三尖弁狭窄
連続性	動脈管開存 冠動脈瘻 バルサルバ洞動脈瘤破裂

⑺ 心臓弁膜症

　心臓弁膜症は、心臓の弁に異常が生じて、弁が開きにくくなったり（狭窄症）、閉じにくくなったり（閉鎖不全）する疾患です。狭窄症では、弁の開きが不十分となり血液が流れにくくなります。また、閉鎖不全では、弁が完全に閉じなくなり血液が逆流します。

　心臓弁膜症は、先天性のものと後天性のものがあり、後天性の原因は、加齢による退行性変化によるものが最も多くなっています。

　症状は、息切れ、胸部痛、動悸、ショック等、弁の異常の程度によって様々ですが、僧帽弁閉鎖不全、大動脈弁狭窄症、大動脈弁閉鎖不全などは、急性に発症し心原性ショックの原因となることがあり、重症不整脈を伴うこともあるので、特に注意が必要です。

　心臓弁膜症の診断は、問診、聴診（心雑音の聴取）、心エコー検査により行われます。治療は大きく分けて、保存的治療、外科的治療、カテーテル治療があり、病状に応じて選択されます。

僧帽弁狭窄症（実録）))

拡張期雑音です。Ⅰ音が亢進しており、拡張中期のランブルがあり僧帽弁狭窄症が疑われます。

僧帽弁閉鎖不全（実録）))

実録 **1**

全収縮期雑音です。Ⅰ音とⅡ音が認識しにくいです。

実録 **2**

全収縮期雑音です。Ⅰ音が減弱しています。

実録 **3**

全収縮期雑音です。吹鳴様。重症化して低音でⅠ音が減弱しています。相対的に僧帽弁狭窄になっているのか、拡張期にも弱い雑音が聴かれます。

心不全（実録）))

 頻脈で収縮期雑音が聴かれますが、奔馬調律になっています。
呼吸音も聴かれます。心不全が疑われます。

大動脈弁狭窄症（実録）))

実録 1
 収縮中期雑音です。

実録 2
 強大な収縮中期雑音です。Ⅱ音の分裂があり、また、スリル※を
触れます。
頸動脈への放散があります。

実録 3
 漸増漸減する収縮期駆出雑音です。

※スリル（thrill）：聴診で強い心雑音があり、その振動（振戦）を胸壁に当てた手掌で感じられる
　　　　　　　　　（触れられる）状態。

大動脈弁置換（実録）))

実録 1 弁輪部を通過する僅かな収縮期雑音と高調な機械弁の金属音で大動脈弁置換術後の心音です。雑音がほとんどなく良好な経過と思われます。

実録 2 弁輪部を通過する軽微な収縮期雑音とⅡ音が高調で亢進しています。機械弁だと判断するには難しいですが、弁の開閉には問題ありません。

実録 3 拡張期雑音です。生体弁の変性から生じるⅡ音に引き続く漸減性の雑音が聴かれます。

実録 4 大動脈弁置換術後で機械弁が植え込まれています。弁輪部を通過する収縮期雑音が聴かれます。

実録 5 大動脈弁置換術後で機械弁が植え込まれています。機械弁の高調なⅡ音が聴取されます。

大動脈弁閉鎖不全（実録）))

 実録1
拡張中期の弱いランブル雑音です。期外収縮が混じっています。

 実録2
拡張期雑音が聴かれます。Ⅱ音に引き続く漸減性の雑音が聴かれます。

 実録3
拡張期雑音が聴かれます。やや亢進したⅡ音に引き続く漸減性の雑音が聴かれます。

 実録4
Ⅱ音に引き続く漸減性の拡張期雑音が聴かれます。Ⅰ音はやや亢進しⅡ音は減弱しています。

 実録5
軽度の収縮期雑音とⅡ音に引き続く漸減性の拡張期雑音が聴かれます。

心室中隔欠損症（実録）🔊

実録 1 漸増性全収縮期雑音が聴取されます。Ⅱ音はやや減弱しています
が幅広く分裂しています。

実録 2 漸増性全収縮期雑音が聴取されます。

三尖弁閉鎖不全（実録）🔊

全収縮期雑音が聴取されます。

閉塞性肥大型心筋症（実録）🔊

収縮期雑音が聴取されます。頸部への放散はありません。

\ 聴く！技術 /
腹部（腸雑音）の聴診

(1) 救急現場で腸雑音を聴診する意義

　明確な定義はありませんが、急激に発症した腹痛の中で緊急手術を含む迅速な対応を要する腹部疾患群を急性腹症と呼び、急性腹症のうち、特に緊急性の高い疾患であるか否かを判断するための重要な所見が腸雑音です。

　腸雑音を聴診した結果は、正常、減弱、消失、亢進と表現しますが、これにも明確な定義はありません。一般に、腸雑音は1分間に数回聴取されるのが正常で、聴こえる音の種類は様々です。(3)で紹介している正常な（健常な人の）腸雑音を聴いて、正常のイメージをつかんでください。

　約1分間腸雑音が聴こえない状態を「減弱」、約5分間腸雑音が聴こえない状態を「消失」といいます。腸雑音の「減弱」や「消失」で疑われるのは、上腸間膜動脈閉塞症、複雑性（絞扼性）腸閉塞（腸重積、ヘルニア嵌頓、腸捻転）、汎発性腹膜炎による麻痺性イレウスなど、緊急手術が必要な疾患です。

　また、腸雑音が正常よりも多く聴こえる状態を「亢進」といいます。単純性腸閉塞では、腸雑音の「亢進」や、金属音（カラン、コロン）のような腸雑音が聴こえます。イレウスと腸閉塞については、表7-1を参考にしてください。

　急性腹症の原因は、腹痛の性状、腹膜刺激症状の有無、ショックの有無、摂食や排便の状況、発熱の有無、手術歴、心電図、妊娠の可能性等々により検索するものですが、これに腸雑音も加えて、判断の正確性を高めてください。

表7-1　イレウス・腸閉塞の分類と主な原因

	分　類	主な原因
イレウス （消化管の狭窄なし）	麻痺性	汎発性腹膜炎、急性膵炎、脊髄損傷、開腹術直後
	痙攣性	胆石発作、鉛中毒、精神疾患
腸閉塞 （消化管の狭窄あり）	単純性	癒着（開腹術後、炎症後）、腫瘍、炎症性腸疾患
	複雑性 （絞扼性）	索状物による絞扼、腸重積、ヘルニア嵌頓、腸捻転

（へるす出版：改訂第10版　救急救命士標準テキスト. p.592を一部改変）

⑵ 消化管

　消化管は、口腔に始まり、咽頭、食道、胃、小腸、大腸を経て肛門に至る管腔臓器です（図7-1参照）。口腔から取り込まれた食物は小腸に至るまでの過程で消化され、単糖類、アミノ酸、脂肪酸まで分解された食物は小腸や大腸から体内に吸収されます。残った物質（食物）は便として肛門から排泄されます。

　食物は、消化管の蠕動（運動）によって肛門側へと運搬されます（図7-2参照）。蠕動は消化管の内容物が消化管壁を広げたときの反射によって起こる筋肉の運動で、意識的にコントロールすることはできません。蠕動は副交感神経によって支配されており、副交感神経が優位な状態で亢進（活発になる）します。副交感神経が優位な状態とは、睡眠時や食後のリラックスした状態です。消化管の内容物は、水と食物と空気（ガス）で構成され、蠕動によって肛門側へ運搬される過程で音が発生します。この音が腸雑音です。

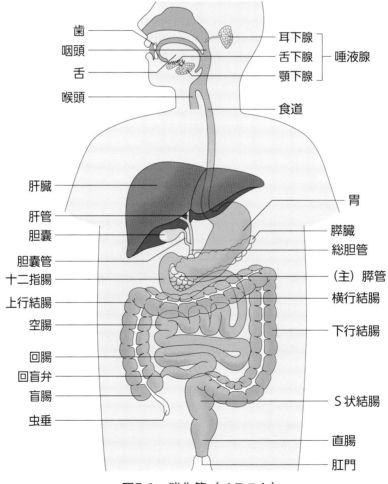

図7-1　消化管（イラスト）

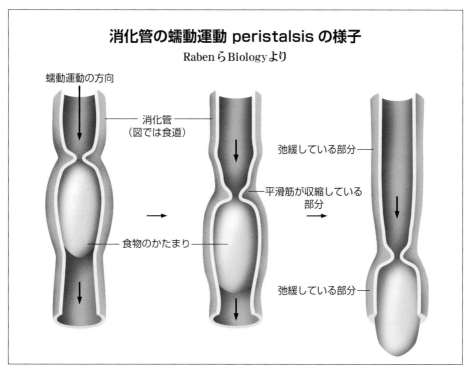

図7-2　蠕動運動

⑶ 腹部（腸雑音）の聴診

　腹部の聴診は、右上、左上、右下、左下の４領域（図7-3）で、数分かけて行います。正常な腸雑音は「グルグル、ゴロゴロ、コロコロ」という音で、聴こえる頻度によって、正常、減弱、消失、亢進の４つに分類されます。

①正常
　１分間に数回腸雑音が聴こえる状態です。

②減弱
　約１分間腸雑音が聴こえない状態です。

③消失
　約５分間腸雑音が聴こえない状態です。

④亢進
　連続して頻回に腸雑音が聴こえる状態です。

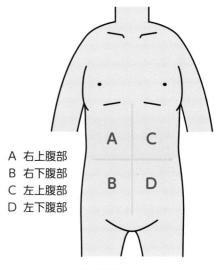

A　右上腹部
B　右下腹部
C　左上腹部
D　左下腹部

図7-3　腹部聴診４領域イラスト

正常腸雑音（実録）𝄃)

健常者の腹部の聴診で聴取された腸雑音（正常）です。
繰り返し聴いて、正常のイメージをつかんでください。

【ここでは20音源が収録されています。】

⑷ その他

　腹部大動脈瘤や動静脈瘻では、腹部聴診で血管雑音が聴こえることがあります。

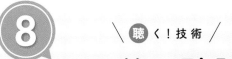

その他の聴診音

透析のためのシャント

　血液透析のため、皮下で動脈と静脈を吻合して大量の血液が流れるようにした血管を内シャントといいます。

　シャント部分の血管には生理的な血流とは異なるストレスがかかるので、徐々に血管壁が厚くなり、シャント部分が狭窄したり閉塞したりします。

　血流量が減少して透析に支障を来した場合、別の場所に新たにシャントを作ります。シャントの寿命は5年程度です。

　シャントの血流音は聴こえるのが正常で、聴こえないときはシャントの閉塞や血圧低下が疑われます。

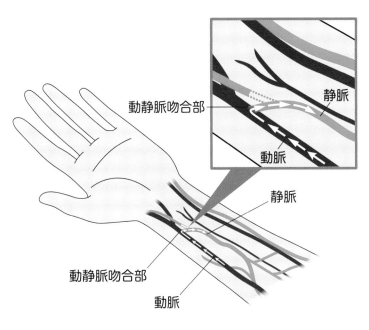

図8-1　内シャント

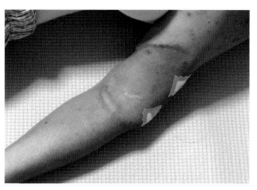

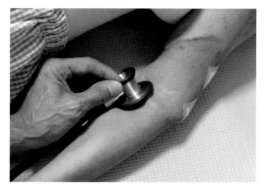

シャントの箇所　　　　　　　　　　シャントの血流音聴診の様子

シャント音（実録）ᵔ))

実録 1

連続した一定レベルの平坦な血管雑音が聴かれます。
シャントの状態は良好です。

実録 2

収縮期に出現する漸減性の血管雑音が聴かれます。
後半のシャント吻合部の下流では雑音が大きく、軽度～中等度の
狭窄が疑われます。

実録 3

収縮期に出現する漸減性の血管雑音が聴かれます。
シャントの軽度な狭窄が疑われます。

9 聴診器の手入れ

　日常の手入れは、70%イソプロピルアルコールのワイプか単回使用の石鹸水のワイプで全体を清拭します。

　必要に応じて、ダイアフラムやイヤーチップを取り外して清拭します。

　次亜塩素酸ナトリウム溶液などでの消毒を頻回に行うと、チューブやプラスチック部分が変質することがあるので注意してください。

　一般に、聴診器を滅菌することはできません。分解や次亜塩素酸ナトリウム溶液などでの消毒については、聴診器の取扱説明書に従ってください。

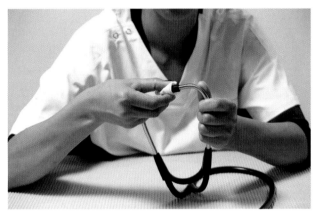

①　イヤーチップ（ねじ式）を回転させて耳管から取り外し、アルコール等で清拭します。

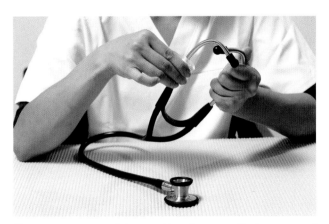

②　イヤーチップを取り付けたら、耳管やチューブもアルコール等で清拭します。

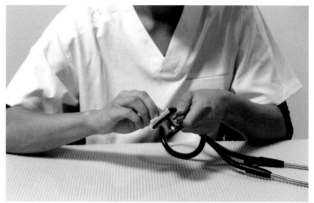

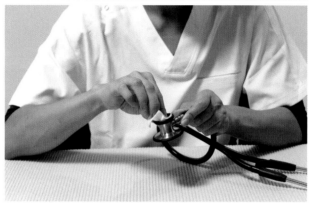

③　チェストピース部分もアルコール等で清拭します。

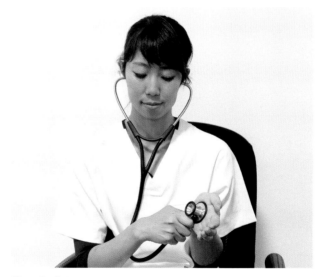

④　完成！

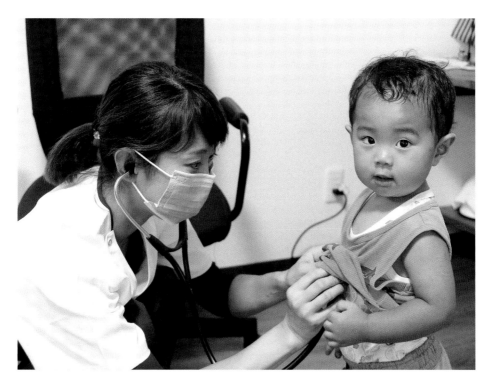

いざ、聴診！

\ 聴く！技術 /

付録（救急現場メモ）

　「救急現場メモ」は、救急活動中に傷病者等から聴取した事項や、観察結果、現場での処置等を記録し、傷病者を医療機関へ引き継ぐときに医師等に渡すもので、２枚複写式として使用します。

　救急活動とは、観察結果から傷病者に必要な応急処置と医療を判断し、傷病者に必要な医療を実施できる医療機関へ傷病者を搬送するものです。

　救急現場メモを、日々の救急活動で活用していただきたく、付録としました。下記のURL又は二次元コードからご自由にダウンロードしてご使用ください。

https://www.tokyo-horei.co.jp/shop/g.php?14253

救急現場メモ

正【消防本部用】　　　　　　　　　　　　　　　© Jihei Okawara 2021

救急現場メモ（日付　／　）

| 分類 | 急病・外傷・非外傷性 |
| 主訴・原因 | |

傷病者	住所		TEL	M・T・S・H・R 年　月　日生れ　歳
	氏名		男 女	
	職業		同乗者	親・妻・夫・子・他:
	既往歴	HT, DM, アレルギー	掛り付け	
	内服薬		ADL	自立・部分介助・全介助

時間経過　　119通報　：　　現着　：　　現発　：　　病院着　：

事故等の概要

現場到着時の状況

バイタルサイン　　：　　　　：　　　体温　　℃（体表・腋窩・耳）

意識(JCS)　血糖値　R・I・A　mg/dl　R・I・A　mg/dl

呼吸	回／分			瞳孔(対光反射)	右　mm（＋・－）左　mm（＋・－）
	SpO₂	％ Room O₂ ℓ/min.	％ Room O₂ ℓ/min.	麻痺：右・左
	呼吸音	正常・		他：
循環(脈拍)	回／分	橈骨・上腕 総頸・大腿	橈骨・上腕 総頸・大腿	他の所見
	血圧	／　mmHg	／　mmHg	
	心電図	洞調律・		
	心音	正常・		

【現場での処置】
□酸素投与　ℓ/分　□人工呼吸(調節・補助)　□気道確保(用手・LT等・挿管)　□CPR
□創傷処置(被覆・止血・固定・他：　　□体位管理 側臥位・半座位・座位・他：
□静脈路確保　□輸液　□血糖測定　□ブドウ糖投与　□電気ショック　□他

【医療についての判断（推論の結果）】

| 傷病名 | 必要な医療 | 緊急度（高～低）5・4・3・2・1 |

消防本部　　救急隊　隊長：　　　　　TEL
（記録は、観察や応急処置に優先しない。）

救急現場メモ

46

参 考 文 献

赤石誠・香坂俊 編著『電子聴診器でぐんと身につく心音聴診技術』メディカ出版

藤倉一郎 著『血圧測定の父―ニコライ・コロトコフ』近代文藝社

救急隊員のための聴診技術

～リアルな聴診音でコロトコフ音・呼吸音(肺音)・
心音・腹部(腸雑音)を学習～

令和4年2月5日　初 版 発 行

監　　修／桜 田　真 己（所沢ハートセンター院長）
編　　著／大河原　治平（民間救急あすかサービス・
　　　　　　　　　　　　　元埼玉西部消防局）
発行者／星 沢　卓 也
発行所／東京法令出版株式会社

112-0002	東京都文京区小石川5丁目17番3号	03(5803)3304
534-0024	大阪市都島区東野田町1丁目17番12号	06(6355)5226
062-0902	札幌市豊平区豊平2条5丁目1番27号	011(822)8811
980-0012	仙台市青葉区錦町1丁目1番10号	022(216)5871
460-0003	名古屋市中区錦1丁目6番34号	052(218)5552
730-0005	広島市中区西白島町11番9号	082(212)0888
810-0011	福岡市中央区高砂2丁目13番22号	092(533)1588
380-8688	長野市南千歳町1005番地	

〔営業〕TEL 026(224)5411　FAX 026(224)5419
〔編集〕TEL 026(224)5412　FAX 026(224)5439
https://www.tokyo-horei.co.jp/